RECHERCHES CLINIQUES

ET ANATOMO-PATHOLOGIQUES

SUR L'ASCITE

Par le Dr G. ANDRÉ

Médecin chef de service à l'Hôtel-Dieu
Chargé d'un cours d'Anatomie pathologique à l'École de Médecine
de Toulouse

Prix : 2 francs

PARIS

J.-B. BAILLIÈRE ET FILS, LIBRAIRES - ÉDITEURS

19, Rue Hautefeuille, près du boulevard Saint-Germain.

1884

RECHERCHES CLINIQUES

ET ANATOMO-PATHOLOGIQUES

SUR L'ASCITE

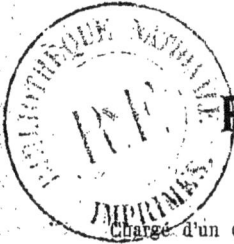

Par le Dr G. ANDRÉ

Médecin chef de service à l'Hôtel-Dieu
Chargé d'un cours d'Anatomie pathologique à l'Ecole de Médecine
de Toulouse

TOULOUSE

ARMAING, LIBRAIRE-ÉDITEUR

44, RUE SAINT-ROME, 44

—

1884

AVANT-PROPOS

C'est à l'hôpital que j'ai recueilli les matériaux qui m'ont servi à écrire ce petit travail. C'est là, qu'avec le concours dévoué d'élèves distingués, j'ai pu prendre mes observations et pratiquer d'intéressantes autopsies.

Je remercie ces collaborateurs intelligents et zélés, et en particulier MM. les docteurs Cabannes et Camentron, et MM. Saint-Agnès et Mazel, internes très distingués des hôpitaux.

Je dois des remerciements spéciaux à M. de R..., qui m'a fourni d'excellentes analyses chimiques et qui modestement veut garder l'anonyme.

PRÉLIMINAIRES

Dans le service que je dirige à l'Hôtel-Dieu de Toulouse depuis neuf ans, d'assez nombreux cas d'ascite se sont présentés à mon observation. J'ai fait, autant que possible, les autopsies des malades qui avaient succombé dans mes salles, et j'ai recueilli ou fait recueillir très soigneusement les observations de ces divers malades.

Ces autopsies ont été toujours intéressantes et elles m'ont presque toujours révélé des faits nouveaux et remarquables.

Plusieurs femmes, arrivées dans mon service avec des ascites, sont sorties complètement rétablies, soit après une ponction unique, soit après un traitement purement médical.

Dans plusieurs cas, les symptômes les plus rationnels m'avaient porté à diagnostiquer des péritonites tuberculeuses à forme ascitique. A mon grand étonnement, l'autopsie m'a fait trouver en face de péritonites simples.

Tous ces faits, tous ces mécomptes cliniques m'ont prouvé de la façon la plus formelle que le diagnostic pathogénique de l'ascite était chose encore plus délicate que ne le disent les auteurs.

Il est incontestable que les notions et les données cliniques n'ont été encore étudiées que d'une manière insuffisante, et qu'il y a encore des matériaux à apporter dans cette étude.

Parmi les lacunes que présente cette question, il en est une qui me paraît des plus regrettables; il s'agit de la composition chimique des liquides ascitiques. Il me semblait qu'il y aurait là un sérieux moyen de diagnostic. Les travaux, si remarquables d'ailleurs, de MM. Robin et Méhu auraient besoin d'être complétés, et il serait utile de déterminer, pour chacune des nombreuses affections qui occasionnent l'ascite, les compositions chimiques afférentes à chacun de ces cas. L'absence ou la présence de la plasmine concrescible, par exemple, peuvent avoir des significations bien différentes en ce qui concerne le diagnostic nosologique de l'ascite.

L'examen histologique des éléments figurés qui nagent au milieu du liquide morbide constitue aussi un moyen de premier ordre pour déterminer la qualité inflammatoire ou non inflammatoire de la sérosité intra péritonéale. Ce contrôle microscopique n'est pas, que je sache, en honneur comme il le faudrait. La densité plus ou moins forte de la sérosité, sa richesse ou sa pauvreté en matière fibrinogène, la surabondance ou la pénurie de certains sels, la quantité des leucocytes ou des cellules épithéliales, l'existence de certains cristaux, voilà tout autant de signes dont la recherche devrait préoccuper sérieusement le clinicien.

L'habitude de ces recherches, les perfectionnements qui ne manqueraient pas de surgir, ne tarderaient pas à créer de précieux moyens de diagnostic.

La sérosité subinflammatoire de l'ascite idiopathique, si elle existe, ce que je crois, doit différer sensiblement à tous ces points de vue de celle de l'ascite de la cirrhose. Certains cas de péritonite tuberculeuse à forme ascitique présentent une analogie si frappante avec la cirrhose atrophique, que le diagnostic en devient parfois insurmontable par les investigations cliniques ordinaires. Un examen approfondi du liquide, chimiquement et histologiquement, ne pourrait-il pas, dans la plupart des cas, dissiper les doutes? Les quelques recherches que j'ai faites en ce sens m'autorisent à le penser.

Les observations que je publie, intéressantes à beaucoup d'égards, démontrent avec une grande évidence les lacunes et les inconnues qui existent au point de vue des causes réelles des ascites.

Il est une forme de l'ascite sur l'existence de laquelle on est loin d'avoir des données positives et qui est généralement contestée, c'est l'ascite essentielle ou idiopathique.

Les documents sur ce point sont rares; il serait à désirer qu'ils se multipliassent. Les médecins qui ont écrit sur ce sujet n'admettent ce genre d'ascite qu'avec beaucoup de réserve. Hardy et Behier la nient d'une manière absolue. Cruveilhier l'admet. Les articles des grands dictionnaires de MM. Besnier et Gintrac laissent le lecteur perplexe. Tout récemment, M. Bouley, interne des hôpitaux de Paris, a publié, dans la *France médicale,* trois observations d'ascite dite essentielle, et il conclut à sa non existence.

M. le Dr Toulze définit, dans sa thèse, l'ascite essentielle une affection primitive, idiopathique, surprenant l'individu au milieu de la plus parfaite santé, susceptible de récidiver, mais se terminant toujours à échéance plus ou moins longue par la guérison. M. Toulze n'apporte pas de documents nouveaux, mais il discute avec talent les observations anciennes ainsi que les deux nouveaux faits de M. Bouley et conclut que, si beaucoup de cas lui ont été rapportés à tort, il en existe cependant un certain nombre qui sont parfaitement probants.

Qu'il me soit permis d'ajouter, au dossier de l'ascite essentielle, les observations suivantes.

Première observation

La nommée Carayon (Rosalie), couturière, âgée de 22 ans, entre dans mon service le 19 janvier 1882. Ce qui frappe, au premier aspect, c'est la teinte ictérique de la malade. Interrogée, elle répond que, depuis l'âge de 10 ans, elle a chaque année, au mois de janvier, un ictère qui dure de dix à quinze jours, mais les réponses et les renseignements qu'elle fournit à ce sujet manquent complètement de précision, ce qui enlève à ce détail la plus grande partie de son importance. Cette dernière fois, elle serait jaune, nous dit-elle, depuis un mois environ. Elle n'a pas habité les pays chauds, n'a jamais eu les fièvres intermittentes, ni des coliques hépatiques. Elle n'a pas non plus d'habitudes alcooliques, et il est impossible de trouver dans son passé des antécédents syphilitiques.

A l'examen de la malade, je constate une teinte ictérique généralisée. La percussion et la palpation font reconnaître que le foie n'est pas augmenté de volume. Je recherche les dimensions de la rate en percutant suivant une ligne étendue du milieu du creux axillaire à l'épine iliaque antéro-supérieure; suivant la ligne verticale, je trouve une matité de 8 centimètres; il est difficile de se rendre exactement compte de la matité dans le sens transversal. Ventre ballonné, *pas de fluctuation appréciable*, pas de douleur à la palpation du foie et de l'abdomen. Pouls plein, *un peu lent*. Pas d'albumine dans les urines. Prescription : tisane de queues de cerises additionnée de 5 grammes d'acétate de potasse. Eau de Vals. Comme alimentation : bouillon, potage, poisson.

21 et 22 janvier. — Pas de changement notable dans l'état de la malade. Même traitement.

23. — Apparition ou plutôt constatation de l'ascite. La fluctuation commence à être perceptible ; la teinte ictérique s'affirme davantage. *Hyperesthésie des parois abdominales*. La malade paraît plus affaissée que les jours précédents. Prescription : deux cuillerées d'oxymel diurétique de l'hôpital Beaujon. Tartrate ferrico-potassique en solution (5 grammes pour 250 grammes d'eau).

25 et 26. — L'ascite a augmenté, l'abdomen est devenu très volumineux. Douleur à la palpation. L'auscultation ne décèle rien dans les poumons ni dans le cœur. La malade refuse de suivre tout traitement, prétendant ne pouvoir supporter aucun remède. Frictions sur l'abdomen avec la teinture de scille et de digitale.

27. — Aucun changement notable. Même traitement.

28. — La pression de l'abdomen détermine

une douleur assez vive. En comprimant graduellement, avec la paume de la main, la paroi abdominale au niveau de l'ombilic et en relevant ensuite brusquement la main, on fait éprouver à la malade une secousse douloureuse très vive (Ce signe clinique est recommandé par MM. Hemey et Gueneau de Mussy). Frictions avec : teinture de scille, de digitale, chloroforme, laudanum, en parties égales. L'ascite paraît avoir augmenté.

29. — Léger mouvement fébrile le soir.

30. — La température est prise le matin et le soir. On constate le soir une augmentation d'un degré (38). Les sommets sont auscultés avec soin ; résultat négatif.

Je prescris pour la même journée deux larges badigeonnages de teinture d'iode sur l'abdomen, et après le second badigeonnage, l'abdomen est recouvert d'une double couche de collodion. *Régime lacté.*

31. — L'observation thermique donne les mêmes résultats. La malade se plaint seulement de la douleur cuisante que lui fait éprouver l'iode, et de la gêne qu'entraîne la cuirasse de collodion. L'ictère diminue.

1ᵉʳ février. — *L'ascite diminue sensiblement.* La coloration ictérique s'atténue de plus en plus. Le 3 février, la malade se lève dans l'après-midi. La température est toujours prise régulièrement ; l'élévation vespérale persiste ; le ventre n'est presque plus douloureux à la palpation. Le liquide a considérablement diminué.

Je profite de cette amélioration pour interroger de nouveau la malade sur ses antécédents morbides. Il n'est jamais question que de cet ictère annuel. Les menstrues ont toujours été régulières. Les ovaires et l'utérus fonctionnent normalement et ne présentent pas de lésion.

A partir du 6, la malade reste levée toute la journée; l'état général s'améliore. La température est normale matin et soir. La malade reprend ses forces assez rapidement et elle quitte l'hôpital dans un état satisfaisant.

Avant son départ, je l'examine encore; les urines ne sont pas albumineuses, il n'y a plus de douleur abdominale et l'examen des sommets est toujours négatif. La teinte ictérique a fortement diminué.

Réflexions. — Je ne vois guère qu'une maladie qui puisse présenter des allures analogues à celles-ci; c'est la cirrhose hypertrophique. En effet, on constate dans cette affection de l'ictère, des poussées fébriles et de l'ascite passagère. Mais, dans le cas que je relate, le foie n'a jamais présenté d'augmentation de volume, pas plus que la rate, et d'ailleurs l'alcoolisme ne pouvait pas être invoqué.

Aucune affection ovarique ou utérine ne peut être non plus invoquée comme ayant donné lieu à du *péritonisme* et à une irritation sécrétoire de cette séreuse.

La périhépatite, dont je publierai plus loin une intéressante observation, est une maladie symptomatique qui peut, en retentissant sur tout le péritoine, donner lieu à une ascite passagère. Ce n'était pas non plus le cas.

Quelques doutes peuvent subsister sur l'essentialité de cette ascite, je le sais. N'existait-il pas quelque tuberculose latente ? N'y avait-il pas, à la face inférieure du foie, quelque lésion capable de déterminer à la fois l'ictère et la compression passagère de la veine-porte ? Ces hypothèses peuvent à la rigueur être soulevées. Malgré tout, j'incline à penser que le péritoine a été ici atteint comme aurait pu l'être la plèvre après un refroidissement.

L'observation suivante, malgré ses lacunes, paraîtra peut-être encore plus concluante.

Observation II

Mathieu (Marie), âgée de 24 ans, née à Avignonnet (Haute-Garonne), fermière, entre à l'Hôtel-Dieu de Toulouse le 4 mai 1881.

Il n'existe pas d'antécédents héréditaires, ni de maladies antérieures ayant quelque signification. Elle a un enfant de 2 ans. Au mois de juillet 1880, elle ressentit, un jour qu'elle travaillait au champ, de la céphalalgie et de la prostration. Obligée de s'aliter, elle constata le lendemain que son ventre avait considérablement grossi. Néanmoins, la douleur qu'elle ressentait dans l'abdomen n'étant pas vive, elle ne cessa pas de se livrer à ses occupations habituelles. Cet état dura jusqu'au mois de décembre, époque à laquelle la malade fut prise de diarrhée.

Au mois de janvier 1881, le Dr X..., de Castelnaudary, lui fit une ponction qui donna issue à 5 litres de sérosité citrine. La diarrhée persista quelques jours encore ; mais depuis lors l'état général s'est maintenu bon.

Elle vient à l'hôpital pour se faire guérir de ce qu'elle appelle sa faiblesse. Elle est, en effet, dans un état d'anémie assez prononcé. Les douleurs abdominales sont à peine accusées. L'appétit est bon. Il existe une leucorrhée assez abondante. Il n'y a pas le moindre épanchement dans l'abdomen. La menstruation, qui a été régulière jusqu'à la ponction, s'est arrêtée à la suite de cette opération pendant deux mois. Au mois de mars, hémorrhagie. Le mois suivant, les menstrues reparaissent, mais le sang est pâle, décoloré. La leucorrhée persiste.

À son entrée à l'Hôtel-Dieu, la malade déclare ne ressentir que des douleurs très vagues dans l'abdomen ; c'est surtout la crainte de voir réapparaître l'ascite qui la décide à venir réclamer des secours médicaux. Elle n'ignore pas, en effet, que c'est une maladie à récidives. L'examen le plus attentif de l'abdo-

men, des poumons, de l'utérus, des urines,
ne décèle la présence d'aucune lésion capable
d'expliquer l'ascite. Je me rallie au diagnostic d'ascite idiopathique, et quelques jours
après, cette jeune fille, ayant repris des forces
et de l'embonpoint, quitte l'hôpital (13 mai 1881).
J'ai revu la malade quelque temps après sa
sortie, et l'amélioration ne s'était pas démentie.

M. E. Bouley, interne des hôpitaux de Paris, a publié au mois de septembre 1883, dans
la *France Médicale*, trois observations d'ascite essentielle déjà présentées à la Société
clinique. Il entend par là, non pas une ascite
sans lésion anatomique, mais bien une ascite
dont la condition pathogénique et la cause
restent inconnues ou obscures. Ces observations concernent : 1° une fillette de huit ans,
chez qui la maladie a duré du 21 mars au 12
juillet 1881 ; 2° un enfant de quinze ans, chez
qui la maladie a duré quatre mois ; 3° un jeune
homme de 20 ans, qui a été malade à peine
un mois.

Ces trois cas d'ascite ont guéri sans ponction.
M. Bouley fait remarquer que ces trois cas
d'ascite, à marche insidieuse, survenant en
apparence spontanément et disparaissant avec
facilité devant une thérapeutique peu active,
ne pouvaient être catalogués dans aucune des
variétés habituelles de l'ascite. Voilà pourquoi
il se résigne à leur laisser le qualificatif d'essentielles.

Acceptée par les uns, rejetée par les autres, l'ascite essentielle ou idiopathique, c'est-à-dire sans lésion anatomique, paraît admise dans les ouvrages didactiques, souvent sans conviction, mais plutôt pour satisfaire aux besoins d'une classification médicale faite d'avance.

Dans quelques faits complétement exceptionnels, écrit *M. Jaccoud*, une *ascite primitive* est provoquée par le mécanisme de la fluxion compensatrice, sous l'influence du froid, ou de l'ingestion de boissons glacées pendant que le corps est en sueur, ou encore à la suite de l'arrêt du flux menstruel.

M. Cruveilhier est peut-être celui qui a défendu avec le plus d'ardeur l'existence de l'ascite idiopathique, mais plutôt en se basant sur les idées théoriques qu'en apportant des faits cliniques à l'appui de son opinion : « Gardons-nous, écrit-il dans son *Traité d'anatomie pathologique*, de révoquer en doute l'existence des hydropisies idiopathiques qui ne peuvent pas plus être contestées que l'œdème primitif du tissu cellulaire. Une membrane séreuse est un organe sécréteur, c'est-à-dire un organe dont les fonctions de sécrétion sont tantôt exagérées et tantôt diminuées ; or, il est impossible d'admettre que l'exagération de sécrétion ne puisse être produite que par l'intermédiaire d'une lésion organique ou d'une phlegmasie.

« C'est dans le péritoine, ajoute-t-il, que j'ai

eu le plus souvent l'occasion d'observer des
ascites idiopathiques et presque toujours chez
de jeunes personnes, à l'époque de la puberté
ou dans les années qui la suivent. J'appellerais
volontiers cette hydropisie : *ascite des jeunes
filles.* »

Gintrac (article Ascite du *Dictionnaire de
méd. et de chir. pratiques*) est tout aussi affir-
matif sur l'existence de l'ascite idiopathique,
sous la réserve toutefois d'appeler « idiopathique une maladie qui ne paraît point déter-
minée par une lésion d'organes accessibles à
nos sens. » Il aurait constaté plusieurs fois
lui-même des épanchements péritonéaux sans
trouble de la santé générale, sans perturba-
tion des fonctions digestives, respiratoires ou
circulatoires, sans douleur, sans fièvre et gué-
rissant avec rapidité.

Grisolle, de son côté, affirme nettement
l'existence de l'ascite idiopathique, et signale
les conditions dans lesquelles elle se produit :
« Il est certain, dit-il, qu'il existe une ascite
idiopathique ; elle affecte presque toujours la
forme sthénique. On l'observe à peu près
uniquement chez les sujets jeunes, robustes ;
elle a paru parfois succéder à la suppression
d'une hémorrhagie constitutionnelle, mais
plus souvent elle a été causée par l'impression du froid, par la suppression brusque de
la transpiration, à la suite de l'ingestion d'une
boisson glacée ou après une immersion dans

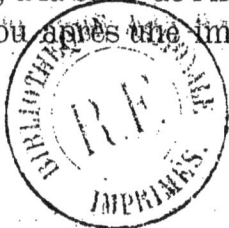

2

l'eau froide. J'ai vu plusieurs fois une ascite se déclarer à la suite de l'usage prolongé des purgatifs drastiques. Dans ce cas, comme après l'impression du froid, on ne peut saisir aucune lésion matérielle capable d'expliquer l'hydropisie, il semble que celle-ci survienne alors seulement sous l'influence d'une excitation particulière du péritoine, d'une fluxion amenant uns hypersécrétion de liquide. »

A côté de ces affirmations, nous trouvons des doutes très accentués ou des dénégations formelles.

Barthez et *Rilliet*, contrairement à l'opinion de Cruveilhier, estiment l'ascite essentielle aussi rare chez l'enfant que chez l'adulte. Ils n'auraient observé que deux malades atteints d'ascite paraissant idiopathique ; encore chez l'un d'eux il existait en même temps d'autres hydropisies. Toutefois, ils citent et rappellent le Mémoire d'un médecin allemand, le Dr Wolff, qui a publié en 1828 un travail dans lequel il affirme avoir observé plus de cent cas d'ascite idiopathique chez les enfants dans l'espace de six ans. On pourrait croire que le médecin allemand a été singulièrement favorisé, mais on est bien vite désillusionné, quand on lit la description qu'il fait de cette prétendue ascite idiopathique. Il y a à coup sûr erreur de diagnostic : il s'agissait probablement d'une péritonite tuberculeuse ou d'une affection épidémique spéciale.

Hardy et *Behier* rejettent absolument les hydropisies essentielles et par conséquent l'ascite de même nature.

J'ai souvenance que, pendant mes études médicales, et alors que je suivais les visites de M. Behier à l'hôpital de la Pitié, cet éminent professeur tomba un matin sur un malade, entré pour une maladie banale et qui, parmi ses antécédents pathologiques, cita une ascite qui avait été ponctionnée plusieurs années auparavant et depuis n'avait plus reparu.

De son côté, *Leudet* (clinique médicale de l'Hôtel-Dieu de Rouen), écrit en propres termes : « Je n'ai recueilli aucun exemple d'ascite dite idiopathique, et, malgré l'autorité de l'école ancienne et même de nos contemporains dont j'estime les connaissances, j'hésite à croire que le hasard ait été moins favorable pour moi que pour mes collègues. »

Et il cite trois observations intéressantes d'ascites pouvant paraître essentielles; mais il a pu suivre assez longtemps ses malades pour s'assurer que ces ascites n'étaient en réalité que symptomatiques.

M. Besnier (article Ascite du *Dict. encyclop.*) se montre également très sévère à l'égard de l'ascite idiopathique. Il fait une excellente critique de toutes ces variétés d'ascites dites essentielles, qu'on voit survenir à la suite du froid, de la suppression de la transpiration, d'une hémorrhagie ou d'un flux habituel, ou

encore celles qu'on a signalées parfois à la
suite de la rougeole, de la scarlatine, de la variole, de la fièvre typhoïde, et il se trouve,
dit-il, toujours ramené à la même conclusion,
« à savoir qu'il existe encore un certain nombre d'ascites dont la cause générale ou locale,
dynamique ou matérielle, reste à indiquer, et
que cette cause inconnue doit être signalée
aux recherches et non pas dissimulée sous
des dénominations trompeuses. »

M. le *Dr Toulze*, dans la thèse déjà men-
tionnée, dit que l'affection peut se montrer
sur trois formes principales : aiguë, subaiguë
et chronique.

La forme aiguë s'accompagne, en général,
d'un état fébrile assez intense; la soif est
vive, la température assez élevée; les urines,
assez rares, ne renferment pas d'albumine.
L'abdomen est distendu par une quantité de
liquide variable qui donne lieu d'ailleurs aux
phénomènes fonctionnels ordinaires consécu-
tifs à cet état. La forme subaiguë présente les
mêmes symptômes atténués avec une marche
un peu plus lente. La forme chronique enfin
se caractérise surtout par des récidives. Cette
forme, il est vrai, ne peut être admise qu'avec
la plus grande réserve, y compris l'observation bien connue de Lecanu, relative à une
femme de trente-six ans qui, ayant été ascitique pendant quinze ans, avait guéri après
avoir subi 886 ponctions.

De l'ascite simulant la péritonite tuberculeuse

OBSERVATION III

La nommée Mengué (Jeanne), modiste, célibataire, âgée de 24 ans, sans enfants, entre à l'Hôtel-Dieu le 3 février 1883. Elle occupe le lit nᵒ 6 de la salle des fiévreuses.

Au premier aspect, on remarque la maigreur et la faiblesse extrême de la malade ; le teint est pâle et cachectique, les traits sont tirés, les yeux brillants, profondément excavés. On peut constater sans peine l'existence d'un ascite considérable.

Les Dʳˢ Bonnemaison et Guilhem, qui ont déjà traité la malade, la considèrent comme atteinte de péritonite tuberculeuse. C'est le diagnostic que je porte aussi sans la moindre hésitation.

Elle raconte qu'étant encore fort jeune, elle a perdu sa mère d'une maladie qu'elle ne peut déterminer. Son père est vivant et s'est toujours bien porté. Quant à elle, elle a toujours eu une santé chancelante. Elle a eu à souffrir, dans son enfance, de quelques manifestations scrofuleuses, elle a pris pendant longtemps de l'huile de foie de morue. Elle fut réglée pour la première fois à dix-sept ans et demi. Pendant un an, la menstruation fut pénible, douloureuse, irrégulière et fort peu

abondante. Puis, elle fut bien réglée, à part
un peu de leucorrhée. Mais, depuis un an,
elle est fort irrégulièrement menstruée ; le sang
menstruel est pâle et en fort petite quantité.
Jamais elle n'a eu de maladie grave, avant la
maladie actuelle. Elle a toujours un peu
toussé, mais elle n'a jamais craché de sang.

La maladie a débuté, il y a un an, par
une tuméfaction de l'hypochondre droit, tuméfaction accompagnée de vives douleurs.
Il n'y eut pas d'ictère, mais à cette époque
elle rendit, à deux reprises, dans les selles,
une quantité de pus qu'elle évalue à une litre
chaque fois. Depuis, ses forces ont notablement diminué ; son ventre a progressivement
augmenté de volume, et l'ascite a déjà nécessité deux ponctions avec le trocart ; la dernière a donné issue à sept à huit litres de liquide citrin.

En examinant l'abdomen, on reconnaît manifestement tous les symptômes d'une ascite
assez considérable : ventre volumineux, chan-
geant de forme, lorsque la malade se déplace,
matité dans les parties déclives, sensation de
flot, niveau supérieur de matité présentant une
ligne concave, etc. Hyperesthésie des parois
abdominales, surtout au niveau de l'ombilic.
En palpant l'abdomen, il semble que les
mains s'enfoncent dans une pâte consistante ;
de plus, quand on le déprime fortement suivant la ligne blanche avec le bord cubital de

la main que l'on relève ensuite brusquement, on fait éprouver à la malade une vive douleur.

Je délimite ensuite le volume de foie avec toute la précision que permet le développement du liquide ascitique ; il ne paraît pas augmenté de volume. Il est impossible d'apprécier le volume de la rate. Devant ces symptômes, et après avoir soigneusement ausculté le cœur et les poumons, je diagnostique une péritonite tuberculeuse à forme ascitique. L'analyse des urines décèle un léger nuage albumineux. Pour compléter l'histoire de la malade, il faut ajouter qu'elle a une diarrhée persistante et qu'elle a souvent des vomissements survenant par crises tous les deux ou trois jours environ.

En l'absence de lésions pulmonaires, je pensai qu'il devait exister dans quelque point des organes génitaux internes quelque foyer tuberculeux qui aurait provoqué, par une espèce d'*ensemencement*, l'apparition des granulations péritonéales.

J'institue le traitement suivant : Julep gommeux avec teinture de scille et de digitale, ââ XX gouttes, sirop d'hypophosphite de chaux. Eau de seltz, jus de viande, lait.

6 février. — L'état général est le même ; l'ascite paraît stationnaire, mais la diarrhée a augmenté ; les selles sont très fréquentes. Décoction blanche avec sous-nitrate de bismuth.

8 et 10. — Grand affaissement ; diarrhée
rebelle au bismuth. Inappétence et dégoût
complet pour toute espèce d'aliment. L'abdomen est toujours dans le même état ; pas
d'augmentation de volume.

12 et 14. — Diarrhée incoërcible. On sup-
prime toute autre médication pour ne donner que 5 centigrammes d'extrait thébaïque
et 2 grammes de pepsine. Le 12, on pratique,
avec l'appareil de Dieulafoy, une ponction
exploratrice. On retire environ 1 litre de
liquide dont une partie est confiée à M. de
R., chimiste distingué, pour en faire l'analyse. Une autre partie est mise dans un verre
conique, et le lendemain j'examinai le dépôt
au microscope. Cet examen histologique me
décela l'existence d'un assez grand nombre
de leucocytes.

Quant à l'analyse chimique, en voici le
résultat, figurant dans le tableau ci-dessous,
que M. de R... a eu l'obligeance de dresser :

ANALYSE D'UNE ASCITE FAITE A TOULOUSE

	FEMME DE TOULOUSE — Service du Dr André.	D'après Drivon — Cirrhose du foie	D'après Drivon — Cirrhose du foie
Eau	979.4	978.2	956.4
Fibrine & fibrinogène	0.062		
Albumine.........	5.14	11.51	32.91
Hydropisine	4.51	0.93	
Mucosine	1.77	1.03	1.13
Sels solubles		8.2	6.06
Sels insolubles			4.47
Matières solides....	20.6	21.83	43.60
Densité..........	1013	1011.6	1015.00
Observations :	Réact. alcaline peu visqueuse citrine pas d'odeur	Réaction neutre peu visqueuse citrine	Neutre trouble jaune rosée

On voit que le liquide extrait de la cavité péritonéale de notre malade contenait une quantité appréciable de matière fibrinogène, alors que cette substance n'existe pas dans la sérosité des cirrhotiques. L'hydropisine y existe aussi en quantité considérable. La mucosine y est aussi un peu plus abondante que dans la cirrhose.

15. — Badigeonnage de toute la surface de l'abdomen avec la teinture d'iode suivi de plusieurs applications de collodion. Même traitement. L'état général baisse beaucoup.

16 et 19. — La malade supporte très difficilement toute médication ; la diarrhée est de plus en plus persistante. Le diascordium mélangé au bismuth n'amène aucun résultat; on n'obtient non plus aucun effet avec 0,60 centigrammes de tannin.

22. — La malade se plaint beaucoup du ventre. Elle a toujours des selles liquides; elle ne peut plus prendre, dit-elle, aucun médicament. La faiblesse est extrême. Lavement au laudanum et à l'extrait de ratanhia.

24. — Les vomissements surviennent. La glace et la potion de Rivière ne donnent pas de grands résultats. On essaie de la viande crue qui est assez bien supportée. Les douleurs sont vives du côté de l'abdomen qui, du reste, n'a pas sensiblement augmenté de volume. L'ombilic fait une saillie de la grosseur environ d'une noix. Les jours qui suivent ne présentent rien de bien particulier. La faiblesse est extrême, la diarrhée est incoërcible. De temps en temps, vomissements combattus par la glace. Quand les douleurs sont trop vives, la malade consent à prendre un peu d'opium. La malade s'éteint le 9 mars à 4 heures du soir.

Autopsie. — Elle est pratiquée le 11 mars, à 8 heures du matin, 40 heures après la mort. A l'ouverture de la cavité abdominale, écoulement d'environ 5 à 6 litres de liquide citrin, analogue à celui retiré par la ponction exploratrice. Fibrine coagulée dans les parties déclives, Epiploon et mésentère offrant ainsi que

l'intestin les caractères d'une longue macéra-
tion ; à part cela, ils sont complètement sains.
Le foie est légèrement augmenté de volume;
le lobe gauche offre une adhérence cicatri-
cielle ancienne avec la grande courbure de
l'estomac. La vésicule biliaire distendue ne
renferme pas de calculs. L'estomac ne présente dans son intérieur aucune trace sensible
de cicatrice.

La rate est normale comme volume, mais
son tissu est plus dur qu'à l'état normal ; il ne
se brise pas sous la pression des doigts.

*Les reins sont petits, contractés; avec le
réactif iodo-sulfurique ils offrent les réactions
de la matière amyloïde.*

L'utérus est petit, mais sain. *Les ovaires
sont très volumineux.* L'ovaire droit est du
volume d'une grosse noix et, à la coupe, on le
trouve rempli d'un magma caséeux. L'ovaire
gauche présente à peu près le même volume,
mais il offre de plus des adhérences déjà anciennes avec l'S. iliaque du colon; il n'y a
cependant pas trace de perforation de l'intestin. *A la coupe, noyau purulent au centre,
caséeux à la surface.*

Le thorax est ensuite ouvert. Le cœur, le
péricarde et les gros vaisseaux n'offrent aucune trace de lésion. Pas d'adhérence, pas de
liquide, pas de tubercule dans les plèvres. Les
poumons sont parfaitement sains et perméa-
bles; pas de traces de tubercules dans les
sommets.

J'ose dire que cette observation est complète et intéressante en tous points.

Certainement tout plaidait en faveur d'une péritonite tuberculeuse à forme ascitique, et l'autopsie, muette sur ce point, a été pour moi une véritable surprise.

On sait que le diagnostic de cette péritonite avec la cirrhose vulgaire est quelquefois indéchiffrable, témoin le cas de cet infirmier de Grisolles qui se donnait des coups de poing sur le ventre et chez qui on trouva des tubercules alors qu'on s'attendait à trouver un foie atrophié.

Spencer Wels opéra une femme pour un prétendu kyste de l'ovaire et, après l'incision de la paroi abdominale, il constata de nombreuses granulations dans le péritoine. La plaie fut recousue avec soin et la malade guérit parfaitement. Quelques années plus tard elle était florissante de santé ! Voilà certainement une observation stupéfiante !

Pour ce qui concerne mon cas, je crois qu'il serait difficile d'en trouver un semblable dans les annales cliniques. Mais ce que je tiens à relever surtout, c'est la présence dans le liquide ascitique d'une quantité très appréciable de plasmine concrescible et de nombreux éléments figurés. Déjà donc, du vivant de la malade, il était possible d'affirmer qu'il s'agissait d'un liquide inflammatoire, ce qui amenait à penser plutôt à une péritonite chronique qu'à une obstruction de la veine porte.

La conclusion que je tire de ce fait, c'est qu'il est indispensable, pour la sûreté du diagnostic pathogénique d'une ascite, d'analyser chimiquement et histologiquement le liquide des ascitiques.

Voici quelques tableaux empruntés à la Thèse de M. Legros (*De la paracentèse abdominale et des liquides de l'ascite*, 1879).

HOPE SEYLER.— *An. An. et Physiol*, Berlin 1879, 100 volumes à 0º et sous la pression de 0,760.

	1ʳᵉ ponct.	2ᵉ ponct.	3ᵉ ponct.	ap. la mort	degré du sang
Eau............	969.74	972.99	974.97	976.11	907.26
Mat. solides......	30.36	27.01	25.03	23.89	92.74
Albumine........	19.29	14.33	13.52	11.54	74.16
Extrait éthéré....	0.43	0.30	⎫ 2.67	2.64	⎫
Extrait alcoolique.	1.37	1.34	⎬		⎬ 12.50
Extrait aqueux...	0.98	2.44	1.47	0.78	⎭
Sels org. solubles..	7.27	7.65	7.00	7.64	7.29
Sels inorg. insolu.	0.71	0.69	0.31	0.36	1.56
Cholestérine.....	0.31	0.26	0.02	0.21	

MEHU

(Ser. et hydrop.) albumine.............	6.05 à	62.8
Matières fixes......................	13.28 à	71.8
Subst. minérales anhydres.............	7.40 à	9.10
Fibrine...........................	traces à	0.74

Etude comparée du plasma sanguin et des sérosités ascitiques et pleurétiques.

	Plasma (Becquerel et Rodier)	Liquide ascitique (Mehu)	Liquide pleurétique (Mehu)
Albumine...	41.84 à 80	6.05 à 62.8	42.49 à 66.6
Mat. minérale	7.20 à 9	7.1 à 9.11	7.1 à 9.1
Fibrine......	2.5 à 4.27	traces à 0.74	traces à 1.50

Si nous comparons l'analyse de ces trois liquides, nous voyons que c'est le liquide ascitique qui contient le moins d'albumine et de fibrine ; quant aux sels, ils sont en même proportion à peu près dans les trois sérosités.

CIRRHOSES

	Mat. solides.	Albumine.	Subst. minérales.	Fibrine.
Drivon (3 cas)	21.83 à 43.60	13.55 à 32.91	8.24 à 10.54	non dosée
Méhu.......	44.93 à 66.51	6.91 à 58.16	7.2 à 9.1	traces à 0.14

Dans les cirrhoses le poids des matières fixes est très variable. Ce poids s'abaisse de plus en plus, à mesure que le nombre des ponctions augmente, sans que ce soit une règle absolue.

PÉRITONITE TUBERCULEUSE

Mat. solides.	Albumine.	S. minérales.	Fibrine
45.85 à 58.4	41.75 à 50.35	8.95 à 8.2	0.027 à 0.11

Conclusions extraites du même travail.

Tout liquide dont le résidu solide dépasse 72 grammes par kilogramme, n'est pas un liquide d'ascite.

Un liquide d'ascite diffère d'un liquide ovarique : 1° en ce qu'en général il est moins filant ; 2° en ce qu'il ne contient pas de paralbumine, quoique tous les kystes de l'ovaire n'en contiennent pas ; 3° en ce que sur le microscope, ces derniers renferment des cellules endothéliales déjà altérées, dont les unes sont caliciformes, les autres sphériques ; dans un liquide d'ascite, si la quantité des sels minéraux est inférieure à 7 grammes 5 par kilogramme, c'est un indice fâcheux de mauvais état général.

Plus un liquide est pauvre en matériaux

solides, plus rapidement se produisent les épanchements.

La présence d'une notable quantité de fibrine spontanément coagulable, coïncidant avec l'apparition du pigment biliaire, dénote le plus souvent la présence d'un carcinome.

Lorsque les matériaux solides s'élèvent au-dessus de 67 grammes, il y a de fortes présomptions pour que ce soit une ascite dépendant d'une tumeur ovarique.

Tout liquide d'ascite de teinte louche, ressemblant à une émulsion, contenant une forte proportion de matières grasses, est le plus souvent la preuve d'une affection des ganglions mésentériques.

La présence des sels biliaires en notable quantité pourrait annoncer la rupture du foie ou au moins l'ouverture de canaux biliaires dans la cavité péritonéale.

Enfin dans les liquides provenant d'ascites causées par les affections cardiaques, le poids des matières fixes reste à peu près constant pour un même malade surtout s'il s'écoule le même temps entre chaque ponction.

OBSERVATION IV

Voici encore une autre observation où le diagnostic n'a pu être fait d'une manière exacte. C'est une observation de péritonite subaiguë avec épanchement purulent qui a présenté toutes les allures d'une tuberculisation péritonéale.

La nommée Lopez (Carmen), âgée de 19 ans, célibataire, entre dans le service des fiévreuses le 5 décembre 1882; elle est accompagnée de son fils âgé de trois semaines. Vu l'état grave de la mère, l'enfant est immédiatement évacué à la crèche. Cette femme est espagnole et répond difficilement aux questions qu'on lui pose. Dans ses antécédents pathologiques, nous ne pouvons démêler que deux faits : une variole dont elle porte de nombreuses traces et un accouchement datant de trois semaines, accouchement depuis lequel elle ne s'est pas relevée. Son état général est grave; il existe de l'adynamie, de la prostration et de la fièvre. Le ventre est ballonné, pas d'ascite notable ; le foie est reconnu normal par la palpation et la percussion. L'auscultation ne donne que des résultats négatifs tant du côté du cœur que du côté des poumons. L'examen des urines ne décèle ni albumine ni sucre. Cette malade est tenue en observation. Prescription : Bouillon, lait, potion avec XX gouttes de teinture d'aconit; cataplasmes. Température du matin, 38; temp. s., 39,2.

6. — Rien de changé dans l'état de la malade ; elle est toujours très prostrée. Ventre un peu ballonné, pas douloureux à la pression. T. m., 38,5; t. s., 39,1.

7. — Etat général toujours grave; fièvre, prostration, adynamie. En faisant coucher la

malade sur le côté, on a la sensation d'une petite quantité de liquide qui se déplace et vient se loger dans les parties déclives. T. m., 39 ; s., 39°, 6.

8, 9. — Dans ces deux jours la quantité de liquide ascitique a augmenté notablement et le 9, on perçoit parfaitement la sensation de flot. L'abdomen n'est pas douloureux à la pression. Le 8, T. m. 39,1 ; s. 39,6. Le 9, T. m. 39,5 ; s. 40,3.

10. — L'ascité s'affirme de plus en plus ; on remarque que la dépression formée par la cicatrice ombilicale s'est effacée. Je prescris une potion avec teinture de digitale et teinture d'aconit ââ XX gouttes — T. m. 38,8 ; s., 39,6.

En face de cette phénoménologie, mon diagnostic flottait entre plusieurs hypothèses.

Tout d'abord, la non-existence d'une épidémie de fièvre puerpérale me fit rejeter une infection de cette nature.

Une péritonite puerpérale simple, vu l'absence de douleurs hypogastriques et abdominales ainsi que celle des vomissements, ne pouvait être en cause. J'inclinai plutôt vers une granulie péritonéale dont je voyais là les allures ordinaires.

11. — L'état est à peu près le même. L'abdomen est mesuré et on obtient comme résultat : de l'ombilic à la symphise, 21 centimètres 50 ; de l'ombilic à l'épine iliaque antéro-supérieure, 22 centimètres. T. m. 38,8 ; T. s. 39.

12. — Badigeonnage de teinture d'iode sur toute la surface de l'abdomen, sur laquelle on étend ensuite plusieurs couches de collodion— La température varie peu.

14. — Le ventre est toujours indolent, mais il est devenu plus volumineux, comme le démontre la mensuration ; l'ombilic fait une saillie prononcée ; adynamie profonde, diarrhée.

15, 16 et 17. — Oscillation peu marquée dans les symptômes.

20. — Abdomen toujours dans le même état.

Adynamie extrême, diarrhée, fièvre continue avec exaspération vespérale. — Aconit, sulfate de quinine.

22. — Ponction exploratrice à l'aide de l'aspirateur de Dieulafoy. Le liquide recueilli est séro-purulent.

24. — La malade baisse de plus en plus ; elle ne supporte aucun aliment ; elle vomit le lait coupé avec l'eau de chaux ; la diarrhée continue. L'ascite se maintient sans grands progrès. L'ombilic forme une saillie molle et fluctuante, s'élevant de 3 ou 4 centimètres au-dessus des parois abdominales ; on dirait que le liquide se fraie une issue par ce point.

Rien de particulier les jours suivants ; la malade s'affaisse de plus en plus ; elle est toujours tourmentée par la diarrhée et les vomissements. Décès le 4 janvier 1883, à 5 heures du matin.

Autopsie, le 5 janvier, 27 heures après la mort. Dimensions de l'ombilic: de l'ombilic à la symphise, 27 centimètres; de l'ombilic à l'épine iliaque antéro-supérieure, 29 centimètres, par conséquent augmentation fort légère depuis le 11 décembre, jour de la première mensuration. Dès l'ouverture de l'abdomen, issue de 4 à 5 litres de liquide séro-purulent. Le grand épiploon est dur, épaissi, lardacé, il crie sous le scalpel et il est recouvert d'un nombre considérable de *granulations inflammatoires.* Mon premier cri fut de dire aux étudiants qui assistaient à l'autopsie : « Messieurs, je me suis trompé, ce ne sont pas là des granulations tuberculeuses. »

C'était, on pouvait le dire, de petites fausses membranes granuliformes. Elles étaient aplaties, d'un blanc grisâtre, sans résistance et se laissaient réduire en détritus informes. Quelques parcelles furent enlevées et examinées immédiatement sous le microscope. — Examinées à un grossissement de 500 diamètres, elles se présentèrent sous l'aspect de granulations fibrineuses parsemées de quelques rares leucocytes. Les organes abdominaux et pelviens, l'utérus et les ligaments larges présentaient le même aspect que l'épiploon, au point de vue des granulations. Le foie est graisseux, la rate et les reins normaux, le cœur et les poumons étaient absolument sains.

Voilà une maladie dont l'évolution s'est

faite en deux mois à peine. Je la qualifie de
péritonite subaiguë à forme ascitique. L'inté-
grité à peu près absolue des ovaires, des ligaments larges et de l'utérus, l'absence de fausses
membranes pelviennes, tout cela doit faire re-
noncer à l'idée de l'infection puerpérale.
Les granulations dites inflammatoires ont
été décrites pour la première fois par An-
dral et Gendrin. Ce seraient de véritables pa-
pilles séreuses; elles sont plus grosses, souvent
larges et aplaties et ne présentent pas l'apparence acuminée de la granulation vraie. D'a-
près Hérard et Cornil, en les examinant au
microscope, on les trouve pauvres en noyaux,
avec un agencement qui ressemble beaucoup à
la structure des tissus fibreux et élastiques.

Dans mon cas, ce qui m'a paru dominer,
c'est la fibrine à l'état moléculaire.

Voici ce que disent MM. Siredey et Danlos
(*Dict. de méd. et de ch. prat.*) sur la péritonite chronique simple.

« Quant à la péritonite chronique simple,
disent-ils, les signes physiques ne la distin-
guent pas de la péritonite tuberculeuse. On ne
peut arriver au diagnostic que par exclusion,
en tenant compte surtout de la marche des
accidents. Si la maladie succède à une péritonite aiguë, et après une durée déjà longue, on
ne constate ni entérite tuberculeuse, ni tubercules pulmonaires, ni manifestation sus-
pecte d'aucune nature ; on devra croire, sur-

tout si le mal tend vers la guérison, que cette péritonite chronique est simple ; mais un tel diagnostic, même dans ces conditions favorables, ne devra être affirmé qu'avec restrictions. Dans les cas exceptionnels où la péritonite tuberculeuse révèt la forme ascitique, tous les éléments habituels du diagnostic manquant à la fois, la distinction devient fort épineuse.

OBSERVATION V

Cirrhose hypertrophique graisseuse — péritonite péri-hépatique — ascite — bruit de souffle tricuspidien sans lésion cardiaque — Tubercules pulmonaires.

Le nommé Sanche (Pierre), âgé de 54 ans, tailleur, entre à l'Hôtel-Dieu le 27 octobre 1883. Cet homme est très amaigri et son teint fortement bistré fait immédiatement songer à la cachexie paludéenne. — En effet, il a habité longtemps l'Algérie et il a eu des fièvres intermittentes invétérées.

C'est aussi un vieil alcoolique et il l'avoue spontanément. C'est spontanément aussi qu'il nous fait l'aveu d'une syphilis qu'il a eue il y a tantôt quinze ans. Il tousse et crache depuis quelques années, sans jamais avoir présenté d'hémoptysies. Aujourd'hui il vient à l'hôpital pour faire soigner son foie qui est, dit-il, fortement endommagé. La région de l'hypochondre droit présente, en effet, une voussure

très marquée. La matité hépatique, mesurée
suivant la ligne mamelonnaire, présente une
longueur de 23 centimètres. On dirait que le
foie dépasse l'ombilic. La portion sous-ombi-
licale de l'abomen paraît un peu excavée à
cause même de la voussure de l'hypochondre.
Il n'existe pas la moindre trace d'épanchement
ascitique. La percussion de la rate ne donne
pas de résultat saillant. Les urines analysées
ne décèlent ni albumine ni sucre. L'auscultation du poumon révèle à droite et au sommet une respiration rude et soufflante. Sous la
clavicule se font entendre des râles cavernu-
leux. Le cœur, ausculté avec soin et au moyen
de plusieurs sthétoscopes, notamment avec
celui de M. Constantin (Paul), révèle un bruit
de souffle, à timbre doux, mais assez éclatant
au niveau de la partie inférieure du sternum,
à droite.

Ce bruit diminue d'intensité à mesure
qu'on se rapproche de la base. Sous le mame-
lon et dans le creux axillaire, le rythme du
cœur est absolument normal. Les jugulaires
présentent une légère dilatation, mais il
n'existe pas de pouls veineux. Il n'y a pas d'œ-
dème aux extrémités inférieures, et, comme je
l'ai dit plus haut, l'ascite manque aussi absolument.

J'examine la gorge et toute la surface du
corps pour constater des cicatrices syphilitiques. Je n'en trouve pas et pourtant le récit du

malade est des plus explicites; il a eu des manifestations secondaires indéniables et, à plusieurs reprises, il a suivi un traitement mer-
curiel. Je dois dire pourtant que la surface de
la langue est comme creusée de sillons et est
parsemée de saillies mamelonnées, telles que
j'en ai quelquefois vues chez certains syphilitiques.

Le malade tousse et crache modérément. Il
n'éprouve pas de palpitations et n'a jamais
rien eu qui ressemblât à l'asystolie.

Il nous déclare que, de temps à autre, il a
des poussées fébriles et que son hypochondre
droit devient alors très douloureux. Les fonctions digestives ne sont pas encore fortement
troublées, mais il y a de temps en temps de la
diarrhée. En face de cette étiologie complexe,
voici quel fut mon diagnostic : Hypermégalie
hépatique due à des lésions complexes, par
suite d'altérations syphilitiques et paludéen-
nes; péritonite péri-hépatique — tuberculose
du sommet du poumon droit — bruit de souffle tricuspidien analogue à ces bruits sans
lésion cardiaque survenant dans certains ictè-
res chroniques et dans les affections chroniques du foie.

Je ne crus pas devoir adopter le diagnostic
simple et séduisant de cirrhose hypertrophique pour deux raisons : 1° à cause de l'absence
de l'ictère ; 2° à cause de l'absence d'hypertrophie de la rate. La complexité des causes de-

vait entraîner, à mon sens, la complexité et la diffusion des altérations pathologiques.

J'instituai immédiatement un traitement antisyphilitique mixte (protoïodure de mercure et iodure de potassium), puis du sirop de pyrophosphate de fer, du vin de quinquina et un régime fortement animalisé. Ce traitement donna pendant les premières semaines des résultats admirables. Le malade engraissa, les poussées fébriles disparurent et l'hypochondre droit se déprima notablement; en même temps la percussion dénotait une diminution sensible du volume du foie. Mais le triomphe de la médication fut éphémère et les symptômes ne tardèrent pas à reprendre des allures fâcheuses. Les douleurs de l'hypochondre s'accentuèrent, l'appétit diminua et les forces déclinèrent à vue d'œil. En même temps apparaissait un peu d'ascite qui, petit à petit, prit une extension considérable.

Un réseau veineux très évident se dessina en peu de temps sur le côté droit de l'abdomen et le foie parut alors diminuer de volume. Je pratiquai, sur les instances du malade, une ponction au moyen de l'aspirateur de Dieulafoy et je recueillis ainsi deux ou trois litres de sérosité. Déjà depuis longtemps j'avais cessé la médication spécifique; je prescrivis en ce moment des frictions diurétiques, de l'acétate de potasse et un emplâtre de Vigo sur la région hépatique. J'avais auparavant fait pratiquer des badigeonnages d'iode.

La situation s'aggrava de jour en jour, une diarrhée incoërcible survint et le malade s'éteignit le 30 avril 1884.

Autopsie. — Elle fut des plus intéressantes. M. Mazel, interne de service, fit, sur mes indications, une incision bilatérale partant de la clavicule et aboutissant au pubis. Le thorax et l'abdomen furent ainsi mis à découvert. Une quantité considérable de sérosité citrine s'écoula de l'abdomen. Les intestins présentent une coloration noirâtre, comme pigmentée; la séreuse viscérale est dépolie et présente, en regardant de très près, des altérations inflammatoires légères. Le foie est recouvert de fausses membranes épaisses qui englobent presque tout le colon transverse. Cet organe, détaché et débarrassé autant que possible des produits pseudo-membraneux, possède un volume un peu supérieur à l'état normal; il est dur, non granuleux à la surface, mais des coupes faites en divers sens montrent que l'organe est légèrement coriace et passablement stéatosé.

On ne constate aucune matière translucide rappelant la matière amyloïde. De petits fragments de cet organe sont plongés dans l'alcool pour être examinés ultérieurement. La rate est petite et dure, les reins normaux. Le poumon droit présente au sommet une caverne du volume d'un œuf de pigeon et tout autour il existe des tubercules qui paraissent calcai-

res et comme enkystés dans un tissu sclérosé.
La tuberculose n'existe qu'en un point assez
limité.

Le péricarde incisé laisse écouler un demi-
verre environ de sérosité citrine. Le cœur est
dilaté et présente une forme globuleuse. Il est
très manifestement graisseux. Un examen très
minutieux du viscère ne révèle aucune lésion
orificielle. En aucun point, il n'existe soit des
incrustations calcaires, soit de l'athérôme.
Toutes les valvules sont libres et les valves ne
présentent aucune soudure. L'orifice tricus-
pide est très dilaté ainsi que le ventricule
droit.

L'examen chimique du liquide ascitique
analysé par M. de R.... a donné les résultats
suivants :

Le liquide avait une couleur jaune ambrée ;
il était légèrement alcalin, peu filant et ne donnait pas beaucoup de mousse par l'agitation.

Sa densité à 18° était de 1,014.

La sérosité chauffée directement avec de
l'acide acétique donnait un coagulum et une
liqueur laiteuse ; cette dernière précipitait et
devenait claire en y ajoutant quelques gouttes
d'acide.

En sursaturant à froid la liqueur primitive
de sulfate de magnesium en poudre, il s'est
formé des flocons d'hydropisine.

La sérosité, agitée vivement et longtemps
avec un excès d'éther, a donné un coagulum

gélatineux, translucide et surnageant et un
précipité filamenteux, jaunâtre, se rassemblant
au fond du vase. Le liquide séparé des dépôts
par filtration, puis purgé d'éther par un cou-
rant d'air et un chauffage au bain-marie, n'a
fourni ni syntonine ni albumine.

Or, l'albumine ordinaire (d'œuf d'oiseau) en
solution saline étant précipitée par l'éther,
tandis que la sérine (albumine du serum) ne
l'est pas, les deux expériences précédentes
prouveraient que la sérosité ne contenait que
de l'hydropisine et de l'albumine ordinaire.

L'albumine du serum, en contact prolongé
avec la séreuse péritonéale, subit donc de pro-
fondes modifications.

Une partie de la sérosité, évaporée au bain-
marie puis reprise par l'éther, n'a donné qu'un
faible résidu de matières grasses.

La matière colorante, traitée par de l'acide
chlorhydrique additionné d'une trace d'acide
azotique, a pris une teinte rouge au bout de
quelques jours. L'urochrôme, matière colorante des urines, donne cette réaction.

Lésions histologiques. — Le tissu hépatique,
coupé en très petits morceaux, a été plongé
pendant quelques jours dans de l'alcool fort,
puis traité par la gomme et l'alcool. De très
nombreuses coupes ont été pratiquées par
M. Berdal, étudiant très distingué, et j'ai pu
les examiner une à une après coloration au
picro-carminate d'ammoniaque.

Du tissu conjonctif de nouvelle formation,
fibroïde, reconnaissable à sa coloration rose,
abonde dans toutes les préparations; il comble
les espaces interlobulaires et envoie, par-ci,
par-là, dans l'intérieur des lobules, des jetées
qui dissocient les éléments hépatiques, mais
sans les enserrer et sans les altérer d'une manière sensible. Sur une dizaine de préparations,
je n'ai pu trouver qu'un lobule intact et se
présentant avec son aspect bien connu.

Les cellules hépatiques examinées à un très
fort grossissement sont très granuleuses; le
noyau est à peu près invisible et beaucoup de
ces éléments sont infiltrés de graisse. Il existe
d'ailleurs en maints endroits de véritables
vésicules adipeuses.

Sur quatre préparations, j'ai vu une grande
quantité de pigment qui donnait aux lobules
un aspect tacheté tout particulier.

Nulle part, je n'ai vu les lobules enserrés
dans une gangue fibreuse comme cela existe
dans la cirrhose vulgaire de Laënnec. Dans
aucun endroit je n'ai constaté non plus
l'existence de ces nodules miliaires que la syphilis engendre parfois dans l'organe hépatique et qui sont des gommes microscopiques.
Beaucoup de capillaires étaient dilatés. L'alcoolisme et l'impaludisme avaient donc seuls
agi pour produire ces altérations; la syphilis
n'y entrait pour rien.

Dans l'observation qui précède, plusieurs
particularités sont dignes d'intérêt.

Je dois relever en premier lieu cette péritonite périhépatique dont j'avais nettement affirmé l'existence, mais dont je n'avais jamais
soupçonné l'exagération. Elle était telle qu'elle
m'avait fait supposer une hypermégalie hépatique beaucoup plus considérable qu'elle n'était
en réalité. Les dimensions du foie m'avaient
paru énormes, et cette illusion était due à l'épais-
seur des fausses membranes qui englobaient
une grande portion du côlon transverse. Une
autre particularité digne d'intérêt aussi, c'est
l'absence d'ictère, alors que la clinique et l'anatomie pathologique ont démontré l'existence
d'une cirrhose hypertrophique. Le teint du
malade était bronzé, rappelant celui des palu-
déens. C'est, qu'en effet, l'impaludisme avait
imprimé son sceau sur les lésions hépatiques.

Il m'a été donné plusieurs fois d'étudier
histologiquement les lésions des deux variétés
de cirrhose, veineuse et biliaire, et je déclare
que les altérations microscopiques qu'il m'a
été donné d'interpréter cette fois s'éloignaient
d'une manière sensible des lésions cirrhotiques ordinaires. C'est aussi l'avis de M. le
professeur Laulanié qui a bien voulu examiner
mes préparations. Il s'agit bien évidemment
d'une sclérose hépatique hybride provoquée
par les états pathologiques complexes existant
chez ce malade (1).

---

(1) M. Huttinel a publié en 1881, dans le Bulletin de la Société
clinique, quelques observations analogues.

Les canalicules biliaires ne présentaient aucune lésion évidente. Cette cirrhose n'a-t-elle pas été arrêtée, pour ainsi dire, en chemin et n'était-elle pas destinée à devenir, si la survie avait été plus longue, une cirrhose atrophique? Je pose la question sans oser la résoudre.

Mais le fait le plus important, qui se dégage de mon observation, c'est l'existence d'un souffle tricuspidien sans lésion orificielle. Le modeste travail que je livre à l'impression allait être terminé lorsque j'appris l'apparition d'un nouveau livre de M. le professeur Picot, de Bordeaux. Un des plus longs et des plus intéressants chapitres de ce beau livre est consacré à l'étude des rapports pathologiques qui existent entre le cœur et le foie, sur l'influence des maladies du foie sur le cœur et sur les troubles fonctionnels de ce dernier organe. Je connaissais déjà les travaux de MM. Potain, Gangolphe, Pitres, Franck, Rendu, sur cette question; mais je dois dire que les excellentes leçons publiées par le savant professeur de Bordeaux constituent le travail le plus complet qui existe sur ce sujet.

M. Gangolphe a publié, en 1875, une thèse remarquable sur *le souffle mitral dans l'ictère*. Pour lui, c'est un bruit systolique et mitral, dû à l'inocclusion incomplète des valves de cet orifice. Il serait dû à une semi-paralysie des muscles papillaires produite par la présence de la bile dans le sang.

M. Fabre, de Marseille (*Gazette des Hôpi-taux*, 1877), reconnaît aussi des bruits de souffle dans l'ictère et les rattache à l'action des sels biliaires sur le sang et sur la fibre musculaire du cœur.

Pour M. Potain, les bruits de souffle chez les ictériques siègent au niveau du bord droit du sternum. C'est, en effet, en ce point que j'ai constaté un souffle systolique chez le malade qui fait le sujet de mon observation. Depuis lors, de nombreux auteurs : MM. Pitres, Destureaux, Teissier fils, Massé, Morel, Laurent et Franck ont décrit des souffles de ce genre, non seulement dans les affections hépatiques, mais encore à la suite des affections douloureuses de l'estomac, de l'intestin et même des ligaments larges. Il faut citer surtout les recherches expérimentales de M. Franck, et deux remarquables mémoires : l'un de M. Rendu, l'autre de M. Barié. M. Picot relate un certain nombre d'observations où l'on constatait des souffles tricuspidiens, avec ou sans pouls veineux; d'autres où les dilatations cardiaques finissaient par déterminer le cortège habituel des cardiopathies. Le savant professeur cite en outre des exemples de lésions hépatiques diverses amenant l'insuffisance mitrale.

Maintenant, par quel mécanisme les lésions hépatiques entraînent-elles ces dilatations cardiaques? MM. Arloing, Morel et Barié, ont

institué des expériences très habiles et très
délicates, d'où il ressort clairement que des
excitations électriques portées sur le foie, face
convexe, face concave, hile de l'organe, vésicule biliaire, agissent bien réellement sur la
pression sanguine dans l'artère pulmonaire
et par conséquent retentissent forcément sur
le cœur droit. L'observation clinique, ainsi
que le fait remarquer M. Picot, tout comme
l'expérimentation, fournissent de ce fait une
évidente démonstration.

Qu'il me soit permis d'apporter aussi mon
appréciation dans ce débat. Il me semble qu'on
n'a pas assez tenu compte dans l'explication
du souffle tricuspidien, d'origine hépatique,
de l'altération profonde du sang, de l'anémie
dyscrasique qui existe en pareil pas, et partant de l'influence qu'exerce ce sang insuf-
fisant et adultéré sur la musculature du cœur.
Ne se passerait-il pas ici quelque chose d'analogue à ce qui se produit dans la chlorose, notamment où les souffles tricuspidiens sont
loin d'être rares? J'ai en ce moment dans mon
service une jeune femme chlorotique depuis
longtemps et chez qui existent deux souffles
cardiaques très nets, l'un perceptible au foyer
des bruits de l'artère pulmonaire et l'autre au
niveau de la pointe du sternum, à droite. Je
crois que mon explication serait digne d'être
discutée et contrôlée.

OBSERVATION VI

Insuffisance mitrale ayant provoqué une ascite et simulant une affection hépatique. Guérison de l'ascite et de l'affection organique du cœur.

Comme corollaire de l'observation précédente, je citerai en terminant le cas suivant qui démontre d'une manière éclatante l'influence des affections cardiaques sur le foie. Vers le mois de septembre, mon ami le Dʳ Redard, actuellement médecin en chef des chemins de fer de l'Etat, me pria de voir avec lui un petit malade qui le préoccupait beaucoup. Nous nous rendîmes donc à Lalande, aux environs de Toulouse, où demeurait la famille G.... Là, je me trouvai en présence d'un jeune garçon de dix ans environ, atteint depuis quelques jours de fièvre avec symptômes cérébraux qui faisaient songer à la meningite. L'enfant, on effet, avait de la constipation, avait eu quelques vomissements, se plaignait de céphalalgie et éprouvait des désordres visuels (inégalité pupillaire), qui avaient beaucoup inquiété la famille et le Dʳ Redard. Tout en réservant la diagnostic de la meningite, je recommandai de faire immédiatement analyser les urines. Elles ne contenaient pas, malgré mes prévisions, de l'albumine. Mais l'auscultation du cœur me révéla, à ma grande surprise, un souffle systolique mitral très rude.

L'enfant n'avait pas pourtant une grande gêne précordiale. Cette découverte dictait mon diagnostic et, malgré l'absence de symptômes rhumatismaux, je conclus à l'existence d'une endocardite aiguë primitive. Je crois me rappeler que le malade avait eu quelque temps auparavant un peu de chorée. Je pensai que les accidents cérébraux étaient purement congestifs, et j'avais raison, car ils se dissipèrent très rapidement sous l'influence de l'administration du calomel et de la digitale.

Sur ces entrefaites, M. Redard partit pour Paris et me confia le malade.

Les accidents fébriles se calmèrent ; la digitale et des applications de vésicatoires modifièrent l'endocardite et l'enfant put se lever et sortir ; mais il conservait toujours un bruit de souffle râpeux à la pointe du cœur. Je perdis l'enfant de vue pendant quelques mois. Un jour son père le conduisit dans mon cabinet et, plein d'émotion, me déclara que son fils était perdu. En effet, pendant un voyage que j'avais fait à Paris, il l'avait présenté à un de nos meilleurs praticiens de la ville, et ce dernier, qui n'avait pas assisté au début du mal, avait conclu, avec vraisemblance, à l'existence d'une cirrhose avec ascite.

En effet, le jeune malade avait une ascite considérable, sans œdème des jambes, et son foie, que je percutai avec soin, dépassait de beaucoup les limites normales. Le bruit de

souffle mitral existait toujours avec ses mêmes caractères.

Mon très distingué confrère s'était refusé à
voir dans cette altération cardiaque la cause
réelle de l'hypertrophie hépatique.

M. G... ne fut pas peu étonné et charmé même de m'entendre formuler un autre diagnostic et surtout un pronostic différent. Persis-
tant à ne voir dans ces phénomènes que des
accidents dus à l'affection cardiaque, je prescrivis de l'oxymel diurétique de l'hôpital Beaujon, du calomel associé à la scille et à la scam-
monée, force lait et j'eus la satisfaction de
voir disparaître assez rapidement la congestion
hépatique en même temps que l'ascite. Le
malade reprit des forces et de l'appétit.

Mais il s'est produit depuis chez ce jeune
homme une transformation plus merveilleuse
encore : *le bruit de souffle mitral a complètement disparu.* Aujourd'hui il n'en reste plus
trace, et M. G... fils, maintenant âgé de 16 ans,
est un superbe adolescent plein de santé et de
vigueur.

De tous les cas un peu remarquables de ma
pratique, c'est celui qui laissera dans mon
souvenir la trace la plus durable et la plus
agréable.

Le cas de guérison persistante d'affections
cardiaques chez les enfants ne sont pas très-
rares. M. le professeur Péter, dans ses leçons
cliniques sur les maladies du cœur, en cite

deux exemples très-remarquables. A propos
d'un cas de guérison d'affection mitrale chez
un jeune Russe, voici les réflexions de
M. Péter :

« Ainsi, chez un très-jeune enfant, une en-
« docardite rhumatismale très-aiguë déter-
« mina une insuffisance mitrale ; l'endocardite
« guérit, mais l'insufisance persista un assez
« long temps pour être constatée six semaines
« et deux mois après la guérison des accidents
« aigus par des hommes tels que MM. Roger
« et Trousseau, auxquels, sans leur rien dire
« des antécédents, je posais simplement la
« question : « Qu'y a-t-il à ce cœur ? » et qui ré-
« pondaient l'un et l'autre : « Une insuffisance
« mitrale. » Eh bien, nonobstant la croyance
« où nous étions tous de l'incurabilité de la
« lésion, et grâce à une révulsion énergique
« pendant près d'une année, les signes indi-
« cateurs de la lésion disparurent et les mê-
« mes savants ne purent à quelques années de
« distance en retrouver les traces. »

La *Gazette des Hôpitaux* a publié dans
son numéro du 10 juin 1884 une très intéressante observation de cirrhose hypertrophique
graisseuse. Je ne résiste pas au plaisir de la
joindre aux six autres, car elle présente une
grande analogie, notamment au point de vue

histologique, avec mon observation de cirrhose hypertrophique.

OBSERVATION VII

Cirrhose hypertrophique graisseuse à marche subaiguë.

(Observation recueillie par M. JONDEAU, externe du service.)

La nommée E.... (Louise), âgée de trente-
quatre ans, journalière, eut toujours, durant
son enfance et sa jeunesse, une bonne santé.
A l'âge de sept ans, elle contracta une rougeole
légère qui guérit sans complications et ne la
força même pas à garder le lit.

Depuis l'âge de onze ans, époque de sa
menstruation, les règles vinrent toujours très
régulièrement, avec abondance, et sans pro-
voquer de douleurs. Elles duraient environ de
six à huit jours.

A vingt ans, elle devint enceinte et arriva,
sans éprouver aucun trouble, jusqu'au terme
de sa grossesse. Elle accoucha d'un garçon
qui, depuis lors, s'est toujours très bien porté.

Ce fut son seul enfant et elle n'eut jamais de
fausses couches.

Les règles reparurent après la grossesse avec
la même abondance et la même régularité
qu'auparavant. Interrogée avec soin, au point
de vue de ses antécédents personnels, on ne
retrouve, chez cette malade, aucune trace de
tuberculose. Elle ne toussait pas et ne s'en-
rhumait jamais.

Dès l'apparition des douleurs, le ventre subit un développement très rapide qu'il conserva jusqu'à ce jour.

A ces troubles locaux se joignirent immédiatement des troubles généraux. L'appétit disparut complètement et, jusqu'à ces derniers temps, la malade se nourrissait avec deux potages par jour. Jamais elle n'eut ni nausées ni vomissements, et ses selles étaient normales, mais néanmoins l'amaigrissement fit vite des progrès.

Les maux de tête étaient fréquents et la malade éprouvait une sensation continuelle de froid. Elle dormait mal et se trouvait parfois si fatiguée qu'à plusieurs reprises elle fut dans l'obligation de garder le lit pendant huit à dix jours.

Dans l'intervalle elle reprenait son travail, mais chaque fois avec plus de difficulté.

Ses jambes, dit-elle, ne furent jamais enflées; seuls, ses pieds étaient un peu gonflés le soir.

Elle ne toussait pas et n'eut jamais aucune hémorragie.

Elle ne peut dire si elle eut la jaunisse, mais ce n'est que depuis quelques jours que ses voisins lui firent remarquer qu'elle était un peu jaune.

Cet état persiste sans aucun changement et sans que la malade se soigne, jusqu'au 2 février 1884, c'est-à-dire il y a douze jours. Elle

eut alors une hémorragie intestinale très abondante qui s'effectua en trois ou quatre fois
chaque jour et qui se reproduisit trois jours de
suite. Elle évalue à un demi-verre la quantité
de sang rendu chaque fois.

L'alcoolisme semble également peu mani-
feste. A peine buvait-elle avec son fils un litre
de vin par jour et quelquefois un peu de bière,
mais jamais eau-de-vie ni liqueurs.

Chez ses parents on ne peut découvrir aucune manifestation tuberculeuse, mais l'alcoolisme est évident. Son père, qui mourut dans
une chute, se grisait très fréquemment. Sa
mère, morte de vieillesse, eut une fausse couche et cinq enfants, dont la malade est la plus
jeune. Deux garçons vivent encore. Ils ont
trente-sept et cinquante ans et se sont toujours
très bien portés, mais les deux autres enfants
sont morts en bas âge de convulsions.

En somme, rien de particulier dans les antécédents personnels et héréditaires de la malade, si ce n'est un peu d'alcoolisme. On peut
dire que sa santé fut toujours excellente jusqu'au 3 août 1883, c'est-à-dire il y a six mois,
époque à laquelle le feu prit chez elle.

A ce moment, ses règles qui, avaient apparu
trois jours auparavant, s'arrêtèrent brusquement sous l'influence de l'émotion que la malade ressentit à la vue du feu.

A partir de ce jour, des douleurs très aiguës
se firent sentir dans tout l'abdomen, surtout

autour de la ceinture ; elles augmentèrent progressivement et atteignirent leur maximum
d'acuité à la fin du mois de septembre. A ce
moment les phénomènes douloureux s'amen-
dèrent un peu, ils se localisèrent surtout dans
la région des reins et conservèrent toujours la
même intensité jusqu'à aujourd'hui. Des pé-
riodes d'exacerbation correspondaient à l'époque habituelle des menstrues, qui n'ont plus
apparu depuis le 3 août.

Sans avoir recours aux soins d'un médecin,
elle se mit au lit et y resta sans prendre de
nourriture jusqu'au 13 février, époque de son
entrée à l'hôpital.

Le 14 février, à la visite du matin, la malade est très abattue et répond avec beaucoup
de peine aux questions qu'on lui pose.

La face est bouffie, ce qui rend difficile l'appréciation du degré d'amaigrissement.

Une légère teinte subictérique, qui n'existe
pas sur le reste du corps, se marque sur le
visage. Elle est surtout appréciable sur les
sclérotiques.

Des plaques rouges siègent sur les joues et
les pommettes. Elles sont dues à une gêne de
la circulation, caractérisée par une dilatation
des réseaux capillaires qui se dessinent en
fines arborations.

Les membres inférieurs sont le siège d'un
léger œdème, qui remonte à quelques centimètres au-dessus des malléoles. Sur la face

interne du tibia gauche se voit une tache brune
assez large, due à la cicatrice d'une plaie que
se fit la malade au moment de l'incendie et qui
mit plus de trois mois à guérir.

La gêne de la circulation est remarquable
sur tout le membre inférieur. De petites veines
superficielles très dilatées forment en plusieurs
points des taches violacées d'aspect ecchymo-
tique.

Une seule de ces taches existe sur le membre supérieur, où la circulation semble plus
facile.

La sensibilité cutanée est exagérée et cette
hyperesthésie rend toute exploration douloureuse. La peau est sèche, chaude, et, le 14, la
température du matin est de 39°,4.

Aucun trouble du côté des organes des sens.
Pas de céphalalgie. Jamais d'épistaxis.

Les poumons sont sains, la malade ne tousse
pas et la respiration est normale.

Le cœur bat avec rapidité, mais les bruits
sont réguliers et il n'y a aucun souffle pathologique. Le pouls est plein, fort, accéléré et
donne 105 pulsations par minute. Un léger
souffle intermittent s'entend dans les vaisseaux
du cou.

Les lèvres sont fuligineuses, la langue est
sèche, rouge à la pointe et sur les bords, cou-
verte d'un enduit jaunâtre au milieu.

L'appétit est nul, la soif très vive. Il n'y a

jamais eu de vomissements, mais une tendance continuelle à la diarrhée.

Le ventre est gros, dilaté, mais la circulation collatérale est peu accentuée. Il est le siège d'un tympanisme énorme et ce n'est que dans les parties déclives que l'on retrouve les signes d'un léger épanchement : matité, son hydroaérique.

Par suite de cette distension énorme de la masse intestinale, l'exploration du foie est rendue très difficile. Une palpation méthodique ne permet pas de sentir le bord inférieur de cet organe au-dessous des fausses côtes; mais, par la percussion, il est facile de percevoir une augmentation énorme du foie. La zone de matité s'étend en effet plus haut que d'habitude dans le sens vertical, mais elle se développe principalement dans le sens transversal. Elle envahit l'épigastre, la partie supérieure de la région ombilicale et tout l'hypocondre gauche, ce qui fait penser en même temps à une hypertrophie de la rate.

Les urines sont claires, un peu foncées, sans coloration spéciale et sans aucun dépôt. Ni l'acide nitrique, ni la chaleur ne décèlent la présence d'aucun élément étranger.

En présence de ces divers troubles gastriques : langue sèche, fuligineuse, inappétence, diarrhée, tympanisme, d'une part; du mouvement fébrile et de la prostration extrême du sujet, d'autre part; le diagnostic de dothiénentérie s'imposerait. Mais un examen minutieux fait rejeter immédiatement l'idée de toute affection aiguë, car la maladie, comme il est facile de s'en convaincre, a débuté il y a six mois et depuis a présenté une marche lente et sans cesse progressive.

La teinte subictérique de l'ascite, la gêne notable de la circulation veineuse, chez un sujet présentant cœur et reins parfaitement normaux, attirent l'attention du côté du foie, et l'examen de cet organe montre que l'on a affaire à une cirrhose hypertrophique.

D'autre part, la présence de l'ascite, l'état de la malade et l'évolution rapide et spéciale de cette affection montrent que l'on n'a pas affaire à une cirrhose hypertrophique ordinaire, mais que l'on se trouve en présence d'une cirrhose hypertrophique particulière à marche rapide.

C'est en se basant sur les phénomènes initiaux (début brusque avec douleurs en ceinture irradiées dans tout l'abdomen et qui ne cessent plus), sur la marche rapide de la maladie qui évolue en six mois et qui, dès son apparition, amène une déchéance organique complète, c'est en se basant enfin sur l'évaluation de la température, la prostration et l'état typhoïde de la malade que M. Hérard porte le diagnostic de *cirrhose hypertrophique graisseuse à marche subaiguë.*

Diagnostic vérifié du reste à l'autopsie.

Le traitement institué a pour but de calmer les douleurs de la malade et de relever ses forces par l'extrait de quinquina.

15 février. — Le soir, hémorragie intestinale assez abondante.

Temp. : matin, 38°,3 ; soir, 39°,3. Pouls, 105.

16 février. — Persistance du même état.

Temp. : matin, 27°,8 ; soir, 38°,6. Pouls, 105.

17 février. — La malade se sent plus faible. Dans la nuit, nouvelle hémorragie intestinale.

Temp. : matin, 38°,6 ; soir, 38°,4. Pouls, 105.

Nourriture : bouillon et lait.

18 février. — L'affaiblissement fait des progrès. Sommeil agité, diarrhée continuelle, selles teintées de sang, ténesme anal, urines peu abondantes, foncées et avec un léger reflet verdâtre, mais aucune réaction par l'acide nitrique.

Quatre ou cinq petites taches rosées, semblables à celles qui se trouvent sur les jambes, viennent d'apparaître sur l'abdomen.

Temp. : matin, 38°,4 ; soir, 37°,9. Pouls, 114.

19 février. — Malade très abattue, ne mange plus.

Temp. : matin, 38°,2 ; soir, 38°,4. Pouls, 110.

20 février. — La malade est très déprimée. Elle tousse beaucoup, mais a à peine la force de cracher. On constate tous les signes sthétoscopiques d'une congestion pulmonaire à la base des deux poumons. Son sommeil est troublé par des rêves et des cauchemars, pendant lesquels elle parle à haute voix.

Elle a une céphalalgie violente.

Les lèvres sont fuligineuses, et la langue de plus en plus sèche et noire, dure et fendillée.

Le soir elle a une hémorragie intestinale assez abondante.

Temp. : matin, 38°,2 ; soir, 37°,6. Pouls, 112.

21 février.—L'état adynamique persiste. La toux est fréquente et la congestion pulmonaire augmente malgré les ventouses qui lui ont été appliquées sur le thorax. Crachats sanguinolents.

Temp. : matin, 38°,4 ; soir, 37°,9. Pouls, 115.

22 février. — La malade ne mange plus. Elle a une diarrhée abondante et des hémorragies assez fréquentes. Elle est dans un état de prostration complet et, au dire des malades, elle a jour et nuit du délire pendant lequel elle ne cesse d'appeler son fils.

Temp. : matin, 38°,8 ; soir, 3°8,2. Pouls, 120.

23 février. — La malade expire dans l'après-midi.

Temp. : matin, 30°6. Pouls, 120.

L'autopsie est faite trente-six heures après la mort.

L'incision de la paroi abdominale laisse écouler environ trois ou quatre litres de liquide ascitique.

Le foie ne fait qu'une légère saillie au-dessous des côtes. Il s'est développé transversalement et se recourbe dans l'hypocondre gauche, où il recouvre toute la moitié supérieure de la face externe de la rate. Il pèse 2,800 gr.

Il est jaune pâle et de consistance assez ferme. Une mince tranche plongée dans l'eau ne surnage pas.

La rate pèse 375 grammes et est assez molle.

Plusieurs ulcérations siègent dans l'intestin. L'une d'elles, petite, ovale, occupe l'angle du côlon ascendant et du côlon transverse. Elle a les dimensions d'un haricot. Une autre, plus petite, se trouve dans le cœcum. Mais, dans l'intestin grêle, on trouve deux ulcérations circulaires de la largeur d'un doigt et qui entourent complètement le tube intestinal.

Des plaques d'entérite sont disséminées dans l'intestin.

L'utérus et les ovaires sont normaux.

La plèvre, le cœur et le cerveau sont sains.

Les poumons sont très congestionnés ; mais on ne peut trouver à l'examen superficiel aucune trace de tuberculose.

L'examen histologique du foie, fait par M. Chantemesse dans le laboratoire de M. Cornil, donne les renseignements suivants :

La capsule de Glisson, lisse et transparente, laisse reconnaître des granulations lisses de volume sensiblement égal. Le parenchyme, de coloration gris blanchâtre, est sillonné par une multitude de petites travées transparentes, formées par du tissu conjonctif.

A l'examen microscopique on constate une dégénérescence des trabécules hépatiques et une néoformation conjonctive assez récente disposée dans l'ordre suivant :

1° Le tissu conjonctif est en qualité considérable et répandu d'une façon diffuse : il divise le parenchyme en une multitude de petits îlots de volume variable. Il est constitué par des plaques ou de fines travées fibroïdes dans lesquelles on trouve des fibrilles conjonctives et un assez grand nombre de cellules jeunes, ce qui laisse supposer qu'en beaucoup de points cette néoformation n'existe pas depuis un temps bien long. Dans ces espaces, la veine porte a son calibre conservé. Ses paros sont épaissies, ainsi que celles de l'artère hépatique et des canaux biliaires. Ces derniers présentent même, en certains points, du catarrhe de leur revêtement cylindrique. Après les espaces portes, les régions où le tissu fibroïde domine sont les régions des veines sus-hépatiques.

Celles-ci, en effet, sont difficilement reconnaissables sur les coupes ; leur lumière a presque complètement disparu, mais on les retrouve cependant dans les travées fibroïdes qui sillonnent la coupe. Ces travées les réunissent les unes aux autres et aux espaces portes, et c'est cette distribution systématique du tissu

conjonctif de nouvelle formation qui constitue
les cercles ou anneaux complets ou incomplets
que l'on voit sur la coupe. Ces cercles n'ont
pas la constitution ordinaire de ceux qu'on
trouve dans le cirrhose vulgaire ; le tissu conjonctif y est moins fibreux et les limites moins
tranchées. Les bords se fusionnent peu à peu
avec les trabécules hépatiques voisines : ils en-
voient de petits prolongements le long des capillaires qui les séparent et les cellules du foie
perdent insensiblement leurs caractères pour
se transformer en cellules embryonnaires
des travées fibroïdes.

Donc, si le tissu conjonctif a une distribution systématique autour des espaces portes
et des veines sus-hépatiques, il a un mode
d'extension diffus et assez irrégulier dans
l'intérieur du parenchyme.

2° Dans les îlots circonscrits par le tissu
conjonctif les cellules hépatiques ont subi à
peu près partout une notabble dégénérescence. C'est l'altération graisseuse qui domine. Par places, elle est développée au point
que la parenchyme n'est plus représenté que
par une accumulation de cellules adipeuses.
Ailleurs la dégénérescence graisseuse n'est pas
aussi confluente et à côté des cellules gonflées
par la graisse, on trouve d'autres cellules hépatiques petites, déformées et refringentes.
Quelques-unes un peu moins malades ont encore conservé leurs dimensions et leur noyau.

En plusieurs points se trouvent de petits tubercules.

L'examen histologique confirme donc le diagnostic clinique : *Cirrhose hypertrophique graisseuse à marche subaiguë.*

Ces cas sont encore peu nombreux dans la science, et cette observation doit être rapprochée de celles que M. Huttinel a publié dans le Bulletin de la Société clinique, 1881.

La symptomatologie et l'évolution de cette maladie, les légions anatomiques sont semblables dans nos observations, mais l'étiologie semble entièrement différentes.

Les malades de M. Huttinel sont, en effet, tous des alcooliques devenus tuberculeux, et il rapporte des observations de plusieurs auteurs, où l'on voit l'alcoolisme tenir le premier rang.

Dans le cas qui nous occupe, on ne peut invoquer l'une ou l'autre de ces causes ; car, malgré un examen attentif, on ne retrouve chez cette malade aucune trace d'alcoolisme ni de tuberculose, et c'est brusquement, au milieu d'une santé parfaite, que débute l'affection.

Mais nous devons faire remarquer (et c'est là un point capital dans notre observation) la spontanéité et la violence des accidents locaux, la précocité des troubles généraux qui se manifestent sous l'influence d'une émotion morale vive déterminant un arrêt brusque du flux menstruel.

De la Thérapeutique rationnelle de l'ascite.

L'accumulation de sérosités dans le péritoine est une source de complications secondaires qui contribuent pour une large part à
avancer le dénoûment fatal.

En général, en face d'une ascite, le médecin
intervient peu ; quelquefois même, il reste les
bras croisés, attendant stoïquement que l'é-
panchement distende l'abdomen à un point tel
que la ponction devienne une nécessité. Ce
n'est ni une leçon ni un procès que je fais au
corps médical, car je suis le premier à faire mon
meâ culpâ d'une pratique que je considère
comme désastreuse. Qu'est-ce qui se passe,
en effet ? Le liquide enlevé au malade est rem-
placé immédiatement par un liquide de même
nature, c'est-à-dire riche en matériaux indis-
pensables à la nutrition, par cela même précieux pour le pauvre grabataire déjà cachec-
tisé.

La paracentèse, telle qu'elle est pratiquée,
c'est-à-dire qui consiste à enlever jusqu'à la
dernière goutte du liquide ascitique, est un
non-sens et une opération funeste.

Elle doit disparaître de la pratique, et il faut
lui substituer les soustractions partielles au
moyen des appareils aspirateurs. Voyez ce
qui se passe après les mouchetures faites sur
un membre œdématié. Si, par aventure, un

érypthème de mauvais aloi ou un érysipèle gangréneux d'un lamentable aspect ne viennent pas assombrir et compliquer le tableau, il se produit, dans l'espace de quelques jours, un écoulement intarissable dont les vaisseaux lymphatiques et les mailles du tissu conjonctif font tous les frais. C'est une saignée à blanc; le malade s'éteint, épuisé, au bout de quelques heures.

On reste stupéfait devant son état squelettique et on regrette amèrement d'être intervenu d'une telle façon.

Il nous est interdit de spolier ainsi un malade de son albumine, de ses globules blancs, de ses sels, matériaux à peine suffisants déjà pour sa nutrition chancelante; c'est sa dernière ressource que nous lui enlevons brutalement et du coup.

C'est par la méthode évacuante, diurétique, voire même diaphorétique, que nous devons chercher à alléger le malade, c'est-à-dire par une spoliation purement aqueuse. C'est l'urèthre qui doit remplacer le trocart.

Il faut recommander, comme médication véritablement efficace et inoffensive, les frictions avec la teinture de scille et de digitale associées à la teinture de savon. Cette médication, banale et dédaignée, est une excellente pratique dont j'ai constaté souvent les heureux effets. Le lait, l'acétate de potasse, la seconde écorce du sureau, le caïnça, les bois

de genevriers, l'éther nitrique, voilà des diurétiques peu employés et que je recommande
résolûment comme les meilleurs. Les vins.
diurétiques si employés de Trousseau, de la
Charité, de Beaujon, de Bouyer, etc., ne
m'ont jamais donné que de maigres résultats;
ils sont d'ailleurs très agressifs pour le tube
intestinal.

Les bains de vapeur sont beaucoup moins
à redouter que la ponction, et je n'hésiterai
pas à les employer, le cas échéant, car j'en ai
obtenu plusieurs fois de bons résultats.

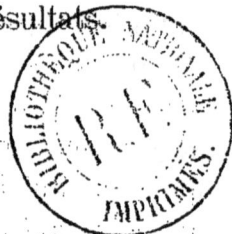